Meine Mutter ...

Satzergänzungen für Erwachsene

1

Mein Vater …

Satzergänzungen für Erwachsene

2

Meine Geschwister ...

Satzergänzungen für Erwachsene

3

Meine Großeltern …

Satzergänzungen für Erwachsene

4

Wenn ich meine Mutter/mein Vater gewesen wäre, hätte ich …

Satzergänzungen für Erwachsene

5

Meine Eltern würden über mich sagen, dass …

Satzergänzungen für Erwachsene

6

Wenn ich mir eine Familie hätte aussuchen können …

Satzergänzungen für Erwachsene

7

Mein Zuhause/meine Heimat ist …

Satzergänzungen für Erwachsene

8

Haustiere sind …

Satzergänzungen für Erwachsene

9

Kinder …

Satzergänzungen für Erwachsene

10

Seit meiner Kindheit …

Satzergänzungen für Erwachsene

11

Im Vergleich zu anderen bin ich …

Satzergänzungen für Erwachsene

12

Ich hatte im Leben viele schöne Erlebnisse, wie …

Satzergänzungen für Erwachsene

13

In meinem Leben hatte ich nicht nur positive Erlebnisse …

Satzergänzungen für Erwachsene

14

Wenn ich nochmal neu anfangen könnte, würde ich …

Satzergänzungen für Erwachsene

15

Ich könnte niemals verzeihen …

Satzergänzungen für Erwachsene

16

Früher hatte ich Angst vor …

Satzergänzungen für Erwachsene

17

Als Kind …

Satzergänzungen für Erwachsene

18

Eines der Dinge, die ich nicht vergeben kann, ist …

Satzergänzungen für Erwachsene

19

Im Alter …

Satzergänzungen für Erwachsene

20

Der Tod …

Satzergänzungen für Erwachsene

21

Wenn ich sterbe …

Satzergänzungen für Erwachsene

22

Mit dem Tod verbinde ich …

Satzergänzungen für Erwachsene

23

Die glücklichste Zeit …

Satzergänzungen für Erwachsene

24

Während meines ganzen Lebens …

Satzergänzungen für Erwachsene

25

Eine der Arten, wie andere mir weh tun, ist …

Satzergänzungen für Erwachsene

26

Mein Geburtstag …

Satzergänzungen für Erwachsene

27

Mein Freundes-/Bekanntenkreis …

Satzergänzungen für Erwachsene

28

Meine beste Freundin oder mein bester Freund …

Satzergänzungen für Erwachsene

29

Andere, die mich (nicht) gut kennen, sagen, dass ich …

Satzergänzungen für Erwachsene

30

Meine größte Feindin oder mein größter Feind …

Satzergänzungen für Erwachsene

31

Meine Freundschaften pflege ich,
indem ich …

Satzergänzungen für Erwachsene

32

Innerlich verbunden fühle ich mich mit ...

Satzergänzungen für Erwachsene

33

… unterstützt mich, indem sie oder er …

Satzergänzungen für Erwachsene

34

Frauen …

Satzergänzungen für Erwachsene

35

Männer …

Satzergänzungen für Erwachsene

36

Homosexualität …

Satzergänzungen für Erwachsene

37

Liebe ist …

Satzergänzungen für Erwachsene

38

Sexualität …

Satzergänzungen für Erwachsene

39

Ich wünsche mir von (m)einer Partnerin
oder (m)einem Partner …

Satzergänzungen für Erwachsene

40

In (m)einer Beziehung/Partnerschaft fehlt …

Satzergänzungen für Erwachsene

41

Meine Partnerin oder mein Partner wünscht sich für mich …

Satzergänzungen für Erwachsene

42

Beziehungen sind …

Satzergänzungen für Erwachsene

43

Ich würde mich trennen, wenn …

Satzergänzungen für Erwachsene

44

Ich wäre lieber eine Frau/ein Mann geworden …

Satzergänzungen für Erwachsene

45

In meinem Körper fühle ich mich …

Satzergänzungen für Erwachsene

46

Am wohlsten fühle ich mich …

Satzergänzungen für Erwachsene

47

Entspannend ist …

Satzergänzungen für Erwachsene

48

Halt gibt mir …

Satzergänzungen für Erwachsene

49

Mir geht es gut, wenn …

Satzergänzungen für Erwachsene

50

Wenn ich Schutz bräuchte, würde ich …

Satzergänzungen für Erwachsene

51

Wenn ich angegriffen werde …

Satzergänzungen für Erwachsene

52

Um glücklich zu sein …

Satzergänzungen für Erwachsene

53

Ich brauche …

Satzergänzungen für Erwachsene

54

Ich bin dankbar für …

Satzergänzungen für Erwachsene

55

Ich weiß, was ich anders
machen müsste, aber …

Satzergänzungen für Erwachsene

56

Zufriedenheit bedeutet für mich …

Satzergänzungen für Erwachsene

57

Ich könnte mir selbst helfen, indem …

Satzergänzungen für Erwachsene

58

Anerkennung und Wertschätzung
bekomme ich durch ...

Satzergänzungen für Erwachsene

59

Mein Selbstwertgefühl fördere ich,
indem ich …

Satzergänzungen für Erwachsene

60

Mein Vorbild ist …

Satzergänzungen für Erwachsene

61

Früher waren meine Vorbilder …

Satzergänzungen für Erwachsene

62

Ich wäre gerne wie ...

Satzergänzungen für Erwachsene

63

Wenn ich eine Superheldin oder ein Superheld wäre, wäre ich …

Satzergänzungen für Erwachsene

64

Im Kindergarten/in der Schule …

Satzergänzungen für Erwachsene

65

Während meiner Ausbildung/
meines Studiums …

Satzergänzungen für Erwachsene

66

Bei der Arbeit …

Satzergänzungen für Erwachsene

67

Arbeit bedeutet für mich …

Satzergänzungen für Erwachsene

68

In der Pause …

Satzergänzungen für Erwachsene

69

Als Rentnerin oder Rentner …

Satzergänzungen für Erwachsene

70

Mein (Lieblings-)Beruf …

Satzergänzungen für Erwachsene

71

(M)eine Chefin oder (m)ein Chef …

Satzergänzungen für Erwachsene

72

Meine (Arbeits-)Kolleginnen und Kollegen …

Satzergänzungen für Erwachsene

73

Ich bin …

Satzergänzungen für Erwachsene

74

Am liebsten mag ich …

Satzergänzungen für Erwachsene

75

Ich unterstütze andere, indem ich …

Satzergänzungen für Erwachsene

76

Ich bin (nicht) gerne allein, weil ...

Satzergänzungen für Erwachsene

77

Ich mag (nicht), wenn andere …

Satzergänzungen für Erwachsene

78

Ich kann (nicht) gut verzichten auf …

Satzergänzungen für Erwachsene

79

Ich kann richtig gut …

Satzergänzungen für Erwachsene

80

Ich kann gar nicht gut …

Satzergänzungen für Erwachsene

81

Ich bin ein Mensch, der …

Satzergänzungen für Erwachsene

82

Es fällt mir schwer zuzugeben, dass ...

Satzergänzungen für Erwachsene

83

An mir selbst stört mich …

Satzergänzungen für Erwachsene

84

An mir selbst mag ich …

Satzergänzungen für Erwachsene

85

Einsam ist wer …

Satzergänzungen für Erwachsene

86

In meinem tiefsten Inneren bin ich eigentlich ...

Satzergänzungen für Erwachsene

87

Ich würde alles tun für …

Satzergänzungen für Erwachsene

88

Mit Kritik kann ich …

Satzergänzungen für Erwachsene

89

An mir selbst würde ich gerne verändern …

Satzergänzungen für Erwachsene

90

In der Tierwelt wäre ich …

Satzergänzungen für Erwachsene

91

Wenn ich völlig unabhängig von
Erwartungen anderer handeln könnte …

Satzergänzungen für Erwachsene

92

Andere wünschen sich von mir, dass ich …

Satzergänzungen für Erwachsene

93

Das habe ich früher gerne gespielt …

Satzergänzungen für Erwachsene

94

Meine Hobbys …

Satzergänzungen für Erwachsene

95

In der Natur …

Satzergänzungen für Erwachsene

96

Meine eigenen Interessen sind …

Satzergänzungen für Erwachsene

97

In meiner Freizeit …

Satzergänzungen für Erwachsene

98

Am Wochenende …

Satzergänzungen für Erwachsene

99

Im Urlaub …

Satzergänzungen für Erwachsene

100

Das Internet …

Satzergänzungen für Erwachsene

101

Social Media …

Satzergänzungen für Erwachsene

102

Wenn ich älter bin …

Satzergänzungen für Erwachsene

103

Ich wünsche mir …

Satzergänzungen für Erwachsene

104

Wenn ich nur einen Wunsch frei hätte, würde ich …

Satzergänzungen für Erwachsene

105

In zehn Jahren …

Satzergänzungen für Erwachsene

106

Wenn ich unsichtbar wäre …

Satzergänzungen für Erwachsene

107

Ich war noch niemals …

Satzergänzungen für Erwachsene

108

Was ich wirklich gerne können würde, ist …

Satzergänzungen für Erwachsene

109

Wenn ich zaubern könnte …

Satzergänzungen für Erwachsene

110

Wenn heute Nacht ein Wunder geschehen würde, würde ich das merken an …

Satzergänzungen für Erwachsene

111

Mein Gehalt …

Satzergänzungen für Erwachsene

112

Geld …

Satzergänzungen für Erwachsene

113

Wenn ich im Lotto gewinnen würde, würde ich …

Satzergänzungen für Erwachsene

114

Ein (Neben-)Job …

Satzergänzungen für Erwachsene

115

Eigentum …

Satzergänzungen für Erwachsene

116

Gesundsein …

Satzergänzungen für Erwachsene

117

Für meine Gesundheit und mein Wohlbefinden tue ich …

Satzergänzungen für Erwachsene

118

Mein Schlaf …

Satzergänzungen für Erwachsene

119

Meine Träume …

Satzergänzungen für Erwachsene

120

Zu Ärztinnen oder Ärzten gehe ich …

Satzergänzungen für Erwachsene

121

Im Krankenhaus …

Satzergänzungen für Erwachsene

122

(Psycho-)Therapie …

Satzergänzungen für Erwachsene

123

Meine Therapeutin oder mein Therapeut …

Satzergänzungen für Erwachsene

124

Alkohol …

Satzergänzungen für Erwachsene

125

Drogen …

Satzergänzungen für Erwachsene

126

Ich bin süchtig nach …

Satzergänzungen für Erwachsene

127

Einer der Vorzüge dabei, (m)ein Problem zu haben, ist …

Satzergänzungen für Erwachsene

128

Psychisch fühle ich mich …

Satzergänzungen für Erwachsene

129

Körperlich fühle ich mich …

Satzergänzungen für Erwachsene

130

Meine Stimmung …

Satzergänzungen für Erwachsene

131

Ich finde, ich bin völlig normal, weil …

Satzergänzungen für Erwachsene

132

Ich bin anders als andere, weil …

Satzergänzungen für Erwachsene

133

Wenn ich nicht einschlafen kann …

Satzergänzungen für Erwachsene

134

Meine Gedanken kreisen oft um …

Satzergänzungen für Erwachsene

135

Wenn mir egal wäre, was andere über mich denken …

Satzergänzungen für Erwachsene

136

Ich werde wütend …

Satzergänzungen für Erwachsene

137

Ich bin richtig stolz …

Satzergänzungen für Erwachsene

138

Ich ärgere mich über …

Satzergänzungen für Erwachsene

139

Ich schäme mich für …

Satzergänzungen für Erwachsene

140

Ich bin neidisch auf …

Satzergänzungen für Erwachsene

141

Ich finde es peinlich, wenn …

Satzergänzungen für Erwachsene

142

Manchmal habe ich Angst …

Satzergänzungen für Erwachsene

143

Ich fühle mich hilflos …

Satzergänzungen für Erwachsene

144

Ich bin froh …

Satzergänzungen für Erwachsene

145

Das Schlimmste, was passieren könnte …

Satzergänzungen für Erwachsene

146

Ich finde es klasse, wenn …

Satzergänzungen für Erwachsene

147

Ich ekele mich vor …

Satzergänzungen für Erwachsene

148

Ich vermisse …

Satzergänzungen für Erwachsene

149

Ich bin traurig …

Satzergänzungen für Erwachsene

150

Ich hasse …

Satzergänzungen für Erwachsene

151

Ich liebe …

Satzergänzungen für Erwachsene

152

Ich könnte ausrasten, wenn …

Satzergänzungen für Erwachsene

153

Ich mag es gar nicht, wenn …

Satzergänzungen für Erwachsene

154

Ich fühle mich schuldig …

Satzergänzungen für Erwachsene

155

Ich weine …

Satzergänzungen für Erwachsene

156

Ich bereue …

Satzergänzungen für Erwachsene

157

Mein Körper …

Satzergänzungen für Erwachsene

158

Mein Gesicht …

Satzergänzungen für Erwachsene

159

Meine Beine …

Satzergänzungen für Erwachsene

160

Mein Bauch …

Satzergänzungen für Erwachsene

161

An meinem Körper mag ich nicht …

Satzergänzungen für Erwachsene

162

**Mein Körper zeigt mir,
wenn es mir (nicht) gut geht,
indem er …**

Satzergänzungen für Erwachsene

163

Mein Gewicht …

Satzergänzungen für Erwachsene

164

Ein Geheimnis …

Satzergänzungen für Erwachsene

165

Ich habe noch nie jemandem erzählt, dass …

Satzergänzungen für Erwachsene

166

Schwach ist, wer …

Satzergänzungen für Erwachsene

167

Stark ist, wer …

Satzergänzungen für Erwachsene

168

Meine Meinung …

Satzergänzungen für Erwachsene

169

Ehre bedeutet für mich …

Satzergänzungen für Erwachsene

170

Wenn du Erfolg haben willst, musst du …

Satzergänzungen für Erwachsene

171

Ich glaube an …

Satzergänzungen für Erwachsene

172

Ich glaube (nicht) an das Schicksal, weil …

Satzergänzungen für Erwachsene

173

Im Leben ist mir wichtig …

Satzergänzungen für Erwachsene

174

Politik …

Satzergänzungen für Erwachsene

175

Wenn du vorwärts kommen willst …

Satzergänzungen für Erwachsene

176

Mein Motto ist …

Satzergänzungen für Erwachsene

177

Jeder Mensch sollte …

Satzergänzungen für Erwachsene

178

Menschen, die gläubig sind …

Satzergänzungen für Erwachsene

179

Ich kann … nicht ausstehen, weil …

Satzergänzungen für Erwachsene

180